DE LA GOUTTE

DU

RHUMATISME CHRONIQUE

DE LA

SCIATIQUE

ET DE LEUR TRAITEMENT

PAR

L'eau Minérale du Roucas-Blanc

Par le Docteur Eugène FABRE

MÉDECIN DE L'ÉTABLISSEMENT DES EAUX MINÉRALES DU ROUCAS-BLANC

COMMANDEUR DE L'ORDRE ROYAL DES SAINTS MAURICE ET LAZARE

DÉCORÉ DE PLUSIEURS MÉDAILLES CIVIQUES

MARSEILLE

TYPOGRAPHIE GRAVIÈRE FILS ET Cⁱᵉ

Rue Saint-Ferréol, 27

—

1876

DE LA GOUTTE

DU

RHUMATISME CHRONIQUE

DE LA

SCIATIQUE

ET DE LEUR TRAITEMENT

PAR

L'eau Minérale du Roucas-Blanc

Par le Docteur Eugène FABRE

MÉDECIN DE L'ÉTABLISSEMENT DES EAUX MINÉRALES DU ROUCAS BLANC

COMMANDEUR DE L'ORDRE ROYAL DES SAINTS MAURICE ET LAZARE

DÉCORÉ DE PLUSIEURS MÉDAILLES CIVIQUES

MARSEILLE

TYPOGRAPHIE GRAVIÈRE FILS ET Cie

Rue Saint-Ferréol, 27

1876

.... De nombreuses et d'excellentes découverte
ont été faites dans le long cours des siècles, et le reste
se découvrira, si des hommes capables, instruits des
découvertes anciennes, les prennent pour point de départ de leurs recherches. Mais celui qui, rejettant et
dédaignant tout le passé, tente d'autres méthodes et
et d'autres voies, et préten l avoir trouvé quelque chose,
celui-là se trompe et trompe les autres.

(*OEuvres complètes d'Hippocrate*, traduction par
Littré, T. 1, *de l'ancienne médecine*, ch. 2.)

A M. le Docteur GIRARD,

Professeur de clynique interne à l'Ecole de médecine de Marseille

OFFICIER DE LA LÉGION D'HONNEUR

CHER MAITRE,

Placé à la direction médicale des eaux minérales du Roucas-Blanc, depuis le premier jour de leur fonctionnement, après avoir été choisi pour en organiser le service d'administration et de distribution, j'ai pu constater combien vous aviez été vrai, consciencieux et prophète, quand vous prédisiez les effets de ces eaux, dans le remarquable rapport que vous avez fait en collaboration de vos honorés et savants collègues, messieurs les docteurs Dastros, Roberty et Rousset.

Le cadre des maladies dans lesquelles ces eaux peuvent rendre des services signalés, s'élargit chaque jour davantage, et chaque jour je constate des effets nouveaux et de nouveaux succès.

Il y a, vous savez cela mieux que moi, dans le monde des médecins, une foule qui suit, sans examen, celle qui la précède, et qui trouve plus aisé d'adopter des opinions toutes faites, que de s'éclairer par l'étude, par la comparaison, par le raisonnement.

Ils sont rares, dit SÉNÈQUE, ceux qui pensent par eux-mêmes, mais non ceux qui se laissent entraîner par le fleuve, sans savoir où il vont : qui fluminibus innatant, non eunt sed feruntur. Et c'est cette foule, flétrie par Sénèque, qui entraîne, dans son cours, l'opinion d'un certain nombre, surtout lorsqu'il s'agit de nouveautés.

Quand on travaille sur les connaissances humaines, a dit CONDILLAC, on trouve plus d'erreurs à détruire, que de vérités à établir. Pensée affligeante, mais qui ne doit pas nous décourager, et qui ne vous a jamais découragé, vous, cher Maître.

Ce qui manque généralement au traitement de la goutte, du rhumatisme chronique et de la sciatique, c'est la persévérance du malade, et quelquefois, du médecin, dans une méthode sûre et rationnelle ; c'est un mode de traitement constant, invariable, inflexible, modifiable seulement par la constitution du malade et par le degré d'ancienneté ou d'intensité de la maladie.

Bien des médecins, très-intelligents d'ailleurs, très-capables, au lieu de s'adresser à la méthode de traitement, se sont mis à la recherche d'un spécifique.

Vous, cher Maître, qui avez fait de la

médecine l'étude consciencieuse de toute votre vie, qui l'avez pratiquée et ensei-gnée avec tant de savoir, de talent et de doctrine, bien souvent, avouez-le, vous avez dû regretter d'être obligé de re-noncer à une méthode persévérante de traitement pour chacune de ces maladies, et bien souvent vous avez dû souffrir, quand vous vous êtes trouvé dans la né-cessité de recourir au spécifique préco-nisé par l'empirisme, et adopté par la foule dont parle Sénèque.

Dites-le moi, vous que près d'un demi-siècle de travaux incessants ont rendu si savant, quel est le médecin qui guérit toutes les maladies, ou toutes les phases d'une maladie avec un spécifique.

Vous êtes trop bon observateur, cher et illustre Maître, pour ne pas com-prendre que cet opuscule, malgré sa ré-daction hâtée et imparfaite, n'est pas le fruit d'un moment de loisir; vous savez ce qu'il renferme de connaissances pra-tiques et d'expérience. Il est rare que les méthodes et les systèmes sortent de la pensée, comme Minerve du cerveau de Jupiter. Cet ouvrage tout imparfait qu'il est, représente une observation longue et patiente. Depuis le premier jour qu'il m'a été permis d'étudier les eaux minérales du Roucas-Blanc, j'avais entrevu l'idée que je publie aujourd'hui; mais j'ai voulu les étudier, les voir à l'œuvre, apprendre de tous, des malades eux-mêmes surtout, et rechercher le secret de leurs effets.

J'ai appelé de mon ignorance à l'observation clinique; pensez-vous qu'elle ne m'ait rien appris.

Un physiologiste distingué, M. le docteur Fourcault, dit dans un de ses ouvrages: « c'est toujours la méthode et non les moyens qui manquent. » Comme lui j'ai compris que dans les maladies qui font le sujet de cet opuscule, c'était non seulement la méthode qui manquait, mais la persévérance dans la méthode quand, par hasard, elle était mise en pratique.

Hippocrate a dit : Natura est morborum medicatrix ; luctam init illa cum materiis morbificis, sibi vias facit et motus producit. *La nature guérit les maladies, elle soutient la lutte contre les matières morbifiques, elle se crée des voies et produit des mouvements pour les expulser.*

Eh bien, cette loi générale de la nature qui tend à la guérison, cette loi expliquée par le divin HIPPOCRATE *, qui résume en lui toute la science médicale de la civilisation grecque, cette loi de la nature est-elle changée ? Non, et c'est cette loi que je préconise et que je suis.*

La lettre que je vous écris, mon cher Maître, est le complément des idées émises dans mon mémoire. Vous avez été témoin de quelques-uns de mes succès, j'ai voulu vous en expliquer les motifs.

La conviction de l'incurabilité des affections dont je parle, affaiblit les forces des médecins et ébranle la confiance des malades. Sans proclamer la curabilité, j'ai combattu cette première conviction en faisant comprendre aux pauvres patients qu'il est des ennemis avec lesquels on peut vivre en paix et longtemps, en paralysant leurs effets nuisibles. J'ai appelé, à l'appui de mes assertions, ces maladies héréditaires, les herpès, par exemple, qui permettent aux malades de vivre de longs jours, sans leur infliger des souffrances trop grandes. J'ai toujours tâché d'inspirer la foi à mes malades, la foi a été et est, dans la majorité des cas, mon plus grand auxiliaire.

ESPÉREZ, CROYEZ et VOULEZ, *disait* Barthez *à ses malades*, ET VOUS SEREZ GUÉRIS.

CURANDUM EST ANTE OMNIA, *guérissez avant tout, disait* Sydenham.

Je dis comme le premier et pense comme le second, et vous, cher et honoré Maître, qui avez si souvent fait des cures merveilleuses, en suivant les lois de la nature, recevez l'assurance de mon estime et de ma profonde considération,

EUGÈNE FABRE.

Mai, 1876.

DE LA GOUTTE

DU

RHUMATISME CHRONIQUE

DE LA

SCIATIQUE
ET DE LEUR TRAITEMENT

PAR

L'eau Minérale du Roucas Blanc

La GOUTTE, la SCIATIQUE, le RHUMATISME CHRONIQUE, voilà les trois affections dont je vais m'occuper dans cet opuscule.

Cette trinité de douleurs, ces fatales furies, qui, semblables aux antiques Euménides, arrachent, par les tourments qu'elles infligent aux malheureux qui en sont la proie, des cris si déchirants, des imprécations si violentes, ont été parfaitement définies dès leur origine.

Etudiées, avec soin, par tous les plus grands maîtres dans l'art de guérir, depuis Hippocrate jusqu'à nos jours, elles ont été

l'objet de leurs constantes préoccupations
et le point de départ de bien des découvertes, et, malgrés les études les plus sérieuses, les travaux les plus consciencieux,
elles sont encore aujourd'hui, ce qu'elles
ont toujours été, le

> . . . . *présent le plus funeste*
> *qu'ait pu faire aux mortels la colère céleste.*

Pourquoi ?

Combien des fois, pendant le cours de sa
pratique, ce terrible *pourquoi* se présente-
t-il à l'esprit investigateur du médecin qui
veut rechercher les causes premières des
maux qui affligent l'humanité, et combien
de fois reste-t-il sans réponse ?

Ce *pourquoi*, si fréquent dans la science,
est un peu comme le *grand peut-être* de
Rabelais ; Dieu seul en tient la clef, et renferme un de ces mystères dans lesquels
notre pauvre intelligence humaine ne pourra
jamais plonger son œil curieux. Malgré la
meilleure et la plus ferme volonté ; malgré
la puissante organisation de certains êtres
privilégiés qui semblent doués d'une in-

tuition exceptionnelle, il reste encore et il restera toujours à la science humaine bon nombre de problèmes à résoudre, et pendant bien longtemps encore les savants de tous les pays, soupireront avec regret ce vers du poète d'Auguste et de Mécène :

Felix qui poluit rerum cognoscere causas.

Heureux celui qui a pu (j'aime mieux traduire *qui pourra*) connaître les causes des choses.

Je ne prolongerai donc pas indéfiniment des réflexions plus ou moins philosophiques, qui n'apprendraient rien à personne et je reviens à la goutte, au rhumatisme chronique et à la sciatique, et à leur traitement par l'eau minérale du Roucas-Blanc.

Ainsi que je l'ai dit plus haut, ces maladies parfaitement connues, parfaitement comprises par tous les médecins, ont été l'objet de tant d'écrits, le sujet de tant de volumes. que je serais bien mal venu de chercher à en augmenter le nombre, persuadé que je suis, que je n'enseignerais rien à personne et que j'écrirais bien plus pour montrer mon esprit que pour éclairer celui des autres. Or, comme je n'ai jamais fait cela, je ne commencerai certainement pas aujourd'hui que je suis au bout de ma carrière et que j'ai renoncé à toutes les prétentions quelles qu'elles soient.

Je me servirai donc des ouvrages écrits sur cette matière ; des définitions qui existent pour chacune de ces maladies, des modes de traitement qui ont été indiqués et je prouverai, je le crois, que *l'eau minérale du Roucas-Blanc* remplit toutes les indications exigées par les médecins de toutes les époques, et de toutes les doctrines, pour combattre ces terribles affections. Je citerai quelques exemples à l'appui, après avoir toutefois légitimé l'épigraphe que j'ai empruntée au grand Hippocrate :

.....*De nombreuses et d'excellentes découvertes ont été faites dans le long cours des siècles, et le reste se découvrira, si des hommes capables, instruits des découvertes anciennes, les prennent pour point de départ de leur recherches. Mais celui*

qui rejettant et dédaignant tout le passé,
tente d'autres méthodes et d'autres voies,
et prétend avoir trouvé quelque chose,
celui-là se trompe et trompe les autres.

Je me suis servi de toutes les études, de
toutes les découvertes passées , je les ai
prises pour point de départ, et ne trompant
personne , je préconise l'eau du Roucas-
Blanc, comme un remède qui correspond
aux exigences des maladies que nous nous
proposons de soulager.

La GOUTTE, son nom l'indique, a une origine toute humorale. Ce nom donne parfaitement à entendre que la maladie ne re-
connait pas d'autre cause qu'une ou plusieurs
gouttes d'humeur qui se dépose sur telle
ou telle partie du corps.

Que l'on ne s'imagine pas que le mot
français seul indique cette origine ; les Italiens l'appellent *gotta* ; les Espagnols *gota* ;
les Anglais, *gout* ; les Ecossais *gut* ; les
Allemands , *gicht* ; les Hollandais et les
Danois. *gigt* ; les Suédois, *gickt* ; etc., etc.;
partout, chez tous les peuples, le nom révèle

la croyance, mieux que cela, la persuasion
dans une cause humorale.

Les médecins qui se sont spécialement
occupés de cette maladie, et qui ont écrit
des ouvrages plus ou moins considérables
à son sujet, sont aussi célèbres que nombreux et appartiennent à toutes les époques,
à tous les pays et aux contrées les plus
diverses.

Je me contenterai de citer les principaux
et les plus connus à mesure qu'ils me
viennent au bout de la plume. Mes lecteurs,
m'excuseront si j'en oublie dans le nombre :
Hippocrate, Gallien, Pline, Cœlius Aure-
lianus, Van-Helmont, Arétée, Bartholier,
Sauvages, Vogel, Bœrhaave, Hoffman,
Pinel, Barthez, Syndenham, Morgagni,
Chaussier, Berthollet, Petit, Chopart,
Rayer, Paulmier, Roche, Pradier, Fernel,
Reveillé Parise, Coste ; Cullen, Young,
Scudamore, Turck, Haen, Stoll, Howship,
Hender, Schneider, Heim, Mead, Moellen-
brok, Van-Swieten, Van Reistoren, Ba-
glivi, Giannini, Tavares ; etc., etc., etc.,

tous grecs, latins, français, anglais, allemands, suédois, danois, italiens, tous, dis-je,
ont écrit des traités complets et très-savants
sur cette terrible affection, et tous ont
admis que la goutte comme origine, comme
définition, comme étymologie, était une
émanation morbide du système humoral.

Comme tous les praticiens, mes prédé-
cesseurs, en considérant la marche remit-
tente des accidents, la fréquence des réci-
dives, l'étendue des troubles fonctionnels,
'impuissance des traitements locaux de
toute nature, l'inutilité de la plupart des
remèdes spécifiques employés, je place la
goutte au nombre des maladies qui affectent
l'organisme tout entier, et qui sont dues à
ce je ne sais quoi, que les anciens appel-
laient *matière morbifique*.

Ces mots ne disent peut-être pas bien ce
qu'est la chose, mais qu'importe? le fait
existe, il a été constaté en tous temps, en
tous lieux ; or, quand une doctrine a
franchi les âges, à travers les métamorpho-
ses que lui ont fait subir les idées des di-

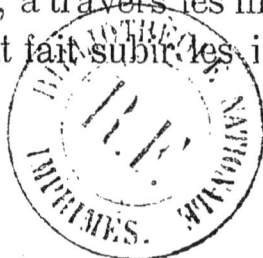

verses époques et des divers systèmes
médicaux qui se sont succédés et qui quelquefois se sont combattus ou contredits, elle
repose sur une base solide, inattaquable,
indiscutable.

La *goutte* est donc une maladie générale,
qui a son point de départ dans le sang plus
ou moins altéré par une cause première.

Recherchons cette cause.

Hippocrate qui en a parfaitement saisi et
décrit les principaux symptômes et indiqué
le pronostic, après avoir constaté la fréquence de cette affection chez les Grecs,
assure qu'elle devint plus fréquente encore
lorsque le luxe, la débauche et l'oisiveté se
furent introduit dans leurs mœurs.

Cela est possible en règle générale,

Mais qui fut plus luxueux que Darius et
Xercès ; qui fut plus débauché qu'Alcibiade ;
qni fut plus oisif que Diogène ; qui fut plus
luxueux, plus débauché et plus oisif en
même temps que Phrynè, et que Laïs, et
pourtant ni Darius, ni Xercès, ni Diogène,

ni Phryné, ni Laïs, ni Acibiade ne subirent les atteintes de la goutte.

Le docte Sénèque adresse de violents reproches à la dépravation de son siècle, et dit que les femmes même étaient souvent, à cause de cela, attaquées de la goutte.

Or, qui abusa plus de la dépravation sous toutes ses formes que la bête de l'Apocalypse, l'infâme, l'abruti Néron; que l'atroce Tibère, que l'incestueuse et débauchée Agrippine; que la libidineuse épouse de Claude tant flétrie par Juvénal, Messaline; qui abusa plus des plaisirs de la table que le légendaire gourmand Lucullus; qui fêta avec plus d'abandon et de joie les douces ivresses du dieu Bacchus que Pline l'Ancien, l'illustre naturaliste; qui fut plus épicurien, plus sensualiste que le poëte Horace; qui poussa le sybaritisme plus loin que le poëte Ovide; et pourtant ni Néron, ni Agrippine, ni Messaline, ni Lucullus, ni Pline, ni Horace, ni Ovide ne furent goutteux.

Pline a même affirmé *(Histoire naturelle,* LIVRE XXVI, *sect. 64)* que dans le temps où il vivait (35 ans après Jésus Christ), la goutte était une maladie rare en Italie. Or, l'Italie. à cette époque, était le pays de l'univers, le plus débauché, le plus luxueux, le plus dépravé, le plus porté à tous les excès de tous genres.

Le luxe, la débauche, l'oisiveté, la dépravation sous toutes ses formes, peuvent être une complication grave, une cause déterminante, mais ne sont pas, à mon avis, la cause première de la goutte.

Bien qu'elle n'ait jamais cessé d'affliger l'espèce humaine, depuis l'époque reculée qu'elle a fait son apparition sur la terre, cette maladie n'a pas exercé ses ravages d'une manière constamment égale. Cela tient probablement, selon moi, à quelques-unes de ces causes, alors inconnues, dont j'ai signalé l'existence dans ma brochure sur l'anémie. Je ne reviendrai donc pas sur ce que j'ai dit à ce propos.

Avant de passer aux diverses méthodes de traitement qui ont été employées par les diverses doctrines médicales qui se sont

succédées à des époques et dans des contrées
bien diverses, aux raisons et aux causes qui
les ont inspirées, aux motifs qui les ont
fait adopter, je crois qu'il est opportun
d'indiquer ici, que le rhumatisme chronique et là sciatique, ne sont que des variétés
de la goutte; que les causes qui les produi-
sent sont les mêmes et dérivent d'une même
origine, et que le traitement qui s'adapte à
l'une de ces affections s'adapte aux deux
autres et ne varie que par la durée.

Ces faits parfaitement établis, il ne me
sera pas difficile de prouver que le traitement de ces trois maladies par l'eau minérale du Roucas-Blanc est logique, rationnel
et plus efficace que tous ceux préconisés
jusqu'à ce jour.

RHUMATISME est dérivé du grec *rheô*,
je coule, d'où *rheuma*, fluxion: c'est toujours la même origine de la goutte, c'est un
flux humoral, c'est une humeur qui coule et
se fixe tantôt sur un point, tantôt sur un
autre.

Tous les peuples, tous les pays, ont

reconnu et admis cette même origine et accepté cette même définition. Les Grecs l'appellent *reumatismos* ; les Latins, *rumatismus* ; les Italiens, *reumatismo* ; les Espagnols, *reumatismo* ; les Anglais, *reumatism* ; les Allemands, *rheumatismus* ; Galien, Dioscoride, Pline, Sauvages, Linné, Boerhaave, Cullen, Sydenhaur, Pinel, Hoffmann, Young, Swediaur, et bien d'autres encore et tous, ont admis le mot *reuma* et l'origine humorale.

Tous les auteurs attachent, par leur définition, au mot rhumatisme l'idée d'un flux humoral, et malgré la persistance de certains auteurs modernes à vouloir détacher le rhumatisme chronique de la goutte, et à vouloir en faire une maladie indépendante d'origine, le traitement qu'ils adoptent les ramène bientôt à l'idée et à l'opinion première et diffère fort peu de celui qu'ils préconisent contre l'affection goutteuse.

Je ne veux pas dire pour cela que le rhumatisme chronique et la goutte soient une seule et même maladie, une identité mor-

bide : loin de moi cette pensée, cette hérésie
scientifique. Je soutiens que le rhumatisme
chronique comme la goutte a pour cause
première, pour origine essentielle *une alté-
ration du sang par une matière morbifique
humorale*, s'il m'est permis de parler ainsi,
et que par conséquent le traitement dépuratif, anti-humoral, qui convient à l'une
convient à l'autre de ces maladies.

Ce fait est tellement vrai, que des médecins d'un haut mérite, ont bien souvent
confondu ces deux maladies, dans la
manière de les traiter. et cela à des époques
très-éloignées les unes des autres, et dans
des contrées bien diverses. Qu'il me soit
donc permis d'agir de même, surtout depuis
que le fait pratique est venu donner raison
au fait théorique, comme je le démontrerai
dans les observations que je citerai plus loin.

Mais avant d'en arriver aux exemples, je
tiens à constater que la SCIATIQUE, si souvent
considérée comme une simple douleur nerveuse, n'est rien autre qu'une sœur ger-
maine des deux affections dont je viens de

parler, que la troisième furie de ce groupe infernal, et qu'elle reconnaît une origine tellement semblable aux deux autres, que je n'ai pas hésité un instant, à en faire une unité de ce groupe de douleurs, de cette trilogie que je soigne par des procédés identiques.

Les mots, *douleur nerveuse, souffrance nerveuse, nevropathie,* synonimes d'un même phénomène, se rencontrent, à chaque instant, sur les lèvres des médecins appelés à constater certaines affections plus ou moins douloureuses qui affligent l'espèce humaine, et le mot exprime bien le fait que l'on veut définir.

Mais un nerf isolé, un ou plusieurs embranchements du système nerveux, tous les nerfs en général peuvent-ils être affectés d'une maladie essentielle, c'est-à-dire d'une maladie inhérente, spéciale à la substance du nerf lui-même soit profondément soit superficiellement? Ou bien le nerf n'est-il que l'organe de la sensibilité par excellence. que le rhéophore de cette pile électrique qu'on appelle le corps humain, que le fil conducteur, télégraphique qui porte au cerveau l'annonce que sur tel ou tel point de l'organisme, il y a dérangement, défaut d'équilibre, excès ou défaut de forces, de matières plus ou moins étrangères, qui déterminent une douleur dont le nerf transmet immédiatement la sensation ?

Pourquoi les cordes du piano vibreut-elles? Pourquoi les cordes du violon, du violoncelle, de la contrebasse, de tous les instruments à cordes raisonnent-elles ? Pourquoi chantaient-elles les cordes harmonieuses des harpes éoliennes ? Certes, si les doigts ne tourmentaient pas les touches du piano ; si l'archet ne raclait pas les cordes des instruments que j'ai cités ; si le soleil levant, en dilatant l'air de l'atmosphère ou les matériaux qui entraient dans la composition des harpes éoliennes, n'avaient pas déterminé un léger mouvement qui venait agiter leurs cordes si sensibles, aucun des nerfs de ces instruments ne se serait ému.

La cause du son n'est donc pas plus dans la corde elle-même, que la cause de la douleur n'est dans le nerf lui-même ; l'un et l'autre ne sont qu'une manifestation d'un fait qui leur est étranger, et si ce fait ne s'était pas produit, si les doigts n'avaient pas battu les touches du piano, si l'archet n'avait pas raclé les cordes du violon, si la brise n'avait pas frôlé les cordes des harpes éoliennes, si aucune matière humorale, si aucun corps étranger, si aucune compression, lente ou rapide, de quelle nature qu'elle soit, n'était venu exercer son influence sur telle ou telle partie du système nerveux, il est hors de doute qu'il ne se serait pas produit des sons plus ou moins harmonieux, qu'il ne se serait pas produit des douleurs nerveuses plus ou moins violentes.

Or, la douleur sciatique qu'est-elle par elle-même ? Une douleur nerveuse, c'est évident. Mais quelle est la cause de cette douleur ?

M. le Docteur Valleix qui a écrit la monographie la plus remarquable et la plus complète qui ait été écrite sur ce sujet, ne considère cette affection que comme une douleur essentiellement nerveuse, mais le traitement qu'il indique est essentiellement dirigé contre une diathèse humorale.

L'huile de thérébentine en boisson et en lavements et les vésicatoires, voilà sa prescription.

M. le Docteur Reveillé Parise, dans son mémoire sur la sciatique, ne trouve pas de remède des plus efficaces que les vésicatoires, et le célèbre Cotugno n'a jamais traité la sciatique autrement que par des vésicatoires, *dans le but,* disait-il, *d'évacuer l'humeur morbide dont,* selon lui, *le nerf était entouré.* L'anatomie pathologique n'a démontré l'existence d'aucune humeur autour du nerf, mais l'observation clinique a confirmé l'efficacité de sa thérapeutique.

Or, de ce que l'anatomie pathologique n'a découvert au regard des observateurs aucune humeur visible à l'œil nu, est-ce une raison pour que cette humeur n'existe pas ? Les nerfs sont essentiellement hygrométriques, nul ne l'ignore, pourquoi ne seraient-ils pas influencés par l'humeur morbide qui circule dans le sang qui les alimente et leur donne la vie ?

Voici ce que disent Messieurs Monneret et Fleury dans leur remarquable *Compendium de Médecine pratique* :

« Hippocrate, Fernel Riolan, connaissaient certainement la névralgie sciatique, mais ils l'ont à peine indiquée, et c'est à Cotugno qu'appartient l'honneur d'avoir le premier établi l'histoire de cette affection. Son travail *(de ischiade nervosa commentarius,* Vienne 1770), renferme une bonne description des symptômes, le diagnostic est bien établi et la thérapeutique est encore celle à laquelle on accorde aujourd'hui la préférence.

« Chaussier, *(table synoptique de la névralgie,* Paris an xi), n'a rien ajouté aux recherches de Cotugno. »

Depuis on n'a rien fait de mieux, on n'a rien dit de mieux. La sciatique est restée pour le plus grand nombre *la goutte sciatique,* et la diathèse humorale est si bien, à mon avis, la seule cause qui puisse expli-

quer la durée et j'allais presque dire la
perpétuité de cette affection, que je n'ai pas
hésité à la placer en compagnie de la goutte
et du rhumatisme chronique, d'en faire leur
sœur jumelle, le complément de cette dou-
loureuse trilogie, la troisième de ces horri-
bles Euménides acharnées contre l'espèce
humaine.

Je viens de démontrer que les maîtres de
la science, les chefs d'école, préconisent
contre la sciatique, avant toute chose les
vésicatoires, c'est-à-dire l'élimination, l'EX-
TRACTION D'UNE HUMEUR et la thérébentine
substance essentiellement antihumorale ;
Qu'a-t-on essayé outre ces remèdes ? La
pommade stibiée : EXTRACTION D'HUMEUR ;
des moxas qui font des plaies profondes
dont on entretient la suppuration : EXTRAC-
TION D'HUMEUR ; et puis, rien autre.

Que prescrivent les homœopathes ?

Je copie leurs formules :

rhus. puls. bry. call. sulph. coloc.
toutes plantes médicinales qui passent pour
essentiellement dépuratives et le soufre qui

est plus dépuratif encore que toutes ces plantes, et qui de plus est un sudorifique; toujours EXPULSION D'HUMEURS.

Voilà pour la sciatique.

Quels sont les remèdes préconisés contre la goutte?

La liqueur de Laville, purgatif drastique; EXPULSION D'HUMEURS. Le colchique soit dans du vin, soit dans une liqueur pour masquer le goût nauséabond de ce remède *Anti-humoral;* la *coloquinte* comme les homœopathes, l'*aloès*, la *résine de gaiac*, l'*antimoine cru,* le *kermès minéral*, l'*extrait d'aconit,* la *salsepareille*, la *vératrine,* etc., etc., tous les végétaux et les minéraux que l'on croit posséder les vertus les plus dépuratives, les plus ANTI-HUMORALES.

Que prescrivent les homœopathes ?

Comparez avec les remèdes indiqués contre la sciatique, je copie leurs formules :

Acon. stib. atrop. bry. chin. ferr. hep. nux v. puls. coloch. phos. ac.

Que voyons-nous dans ces abréviations sinon les mêmes remèdes qui avaient été indiqués pour combattre la sciatique, et pas plus que les allopathes, ils n'échappent à la tentation de calmer les douleurs trop violentes par l'emploi de quelques stupéfiants, tels que l'atropine et l'aconit.

Voilà pour la goutte et la sciatique.

Passons maintenant au traitement du rhumatisme chronique et aux médicaments les plus généralement employés pour le combattre.

Les poudres de Dower. c'est-à-dire le *sulfate* et le *nitrate de potasse*, l'*iodure de potasse*, l'*acétate de potasse*, l'*ammoniaque*, la *teinture de colchique*, les *bourgeons de sapin*, l'*acétate d'ammoniaque*, les *bains de vapeur*, les *bains sulfureux*, les *oxides iodurés d'antimoine*, l'*essence de thérébentine*, etc., etc., tous les sudorifiques, les dépuratifs, les anti-humoraux que possèdent les trois règnes de la nature.

Que font les homœopathes? Je copie :

Acon. puls. hyd. rhus. bry. arn. nux v. sulph. c'est-à-dire qu'à tous les remèdes qu'ils emploient contre la sciatique et contre la goutte, qu'à l'aconit la pulsatille, la Bryonne, la noix vomique, le soufre, ils ajoutent le mercure, cet autre minéral essentiellement anti-humoral, le plus redouté et le plus redoutable, mais, à mon avis, le plus efficace dans certaines affections trop souvent ignorées et plus souvent encore méconnues.

Voilà enfin pour le rhumatisme chronique.

Comme on le voit par tout ce qui précède, et conformément à ce que j'ai dit au début de ce travail, tous les auteurs, toutes les doctrines, tous les systèmes sont d'accord, sont unanimes pour prescrire les mêmes médicaments ou les médicaments analogues pour combattre la goutte, le rhumathisme chronique et la sciatique, tous cherchent à extraire, à éliminer une humeur du sang ; tous veulent dépurer le sang ; tous désirent modifier le sang ; et pour arriver à ce résultat, tous les médicaments qui possèdent ou que l'on croit posséder des propriétés anti-humorales ou dépuratives ont été alternativement ou simultanément employés ou préconisés, et cela dans ces trois maladies, par des auteurs bien différents, et dont les œuvres des uns étaient probablement inconnues aux autres.

L'hydrothérapie elle-même n'a pas échappé à l'idée ancienne et à l'opinion générale, et elle traite indistinctement ces trois affections par des procédés identiques : sudations forcées suivies de douches rapides, boisson abondante et réaction énergique; c'est-à-dire qu'elle met en œuvre le traitement dépuratif par excellence, et le seul que puisse employer cette méthode curative.

Comme on le voit par tout ce qui précède, s'il y a eu divergence d'opinion entre les auteurs, si quelques-uns ont nié la similitude d'origine de ces trois maladies, la manière de les traiter les a tous rapprochés, et tous ont paru convaincus que le seul traitement qui convenait à ces affections était celui qui avait pour but d'éliminer les humeurs du corps, soit par la peau, soit par la vessie, soit par les intestins. Tous, sur ce point, ont été et sont encore unanimes.

Je fais donc chorus avec tous les maîtres passés et présents, j'accepte leur mode de traitement, je le mets en pratique, je le propage ; et comme l'eau minérale du roucas-blanc est essentiellement purgative et dépurative, en même temps que reconstituante, en la combinant avec les procédés hydrothérapiques les plus rationnels, je la préfère à tous les remèdes employés et préconisés jusqu'à ce jour.

Voici pourquoi :

1° Lorsque le traitement est terminé, cette eau ne laisse d'autres traces de son passage dans l'économie qu'un vigoureux appétit ;

2° La maladie combattue ne laisse après elle aucune convalescence ; les forces arrivent avec la guérison et la fin du traitement ;

3° Cette eau remplit toutes les conditions de dépuration et de reconstitution que les praticiens de tous les temps et de tous les pays ont cherché dans des formules pharmaceutiques plus ou moins bien combinées, et dans des compositions chimiques empruntées aux poisons que les trois règnes de la nature fournissent à la science humaine.

L'hydrothérapie rationnelle, inventée par l'Instinct médical et le génie de Priestnitz, et sanctionnée par la science médicale des Fleury, des Schedel, des Scoutetten, des Lubanski, des Gilbert d'Hercourt, des Giannini, etc., etc., etc., non plus avec l'eau simple et froide, mais avec l'eau tonique, dépurative et reconstituante du Roucas-Blanc, et cette même eau en boisson, voilà le traitement que j'emploie avec succès et celui que je conseille comme supérieur à tous ceux qui l'ont précédé.

Je passe maintenant aux principales histoires des malades, qui ont fait naître en moi cette conviction, et je prie Dieu d'être assez persuasif pour faire partager mon opinion aux malheureux que ces maladies tourmentent.

Je leur aurai rendu, je crois, un signalé service.

OBSERVATION PREMIÈRE

Le 8 juin 1875 se présente à mon cabinet M. Z***, âgé de soixante ans environ. Il est gros et fort, d'une taille au-dessus de la moyenne. Sa constitution sanguine semble plus le disposer aux apoplexies qu'aux autres affections. Il marche appuyé sur deux bâtons et boîte douloureusement. Son aspect est sévère plutôt que dur; sa face est encadrée d'une barbe grise, et son front est couronné d'une abondante chevelure toute blanche. Sa physionomie exprime la souffrance, et l'empreinte de cette souffrance est profondément gravée dans les rides nombreuses qui sillonnent un visage qui me rappelle celui du *Laocoon*, que l'on admire à Rome dans la galerie du Vatican. Sa parole est heurtée, saccadée et sobre comme celle d'un homme qui a déjà si souvent raconté son histoire et ses douleurs, qu'il trouve inutile de la raconter minutieusement une fois de plus.

Il a la goutte : voilà ce qui est certain; il l'a aux deux pieds, aux deux orteils, plus souvent à droite qu'à gauche, et les accès, qui maintenant se renouvellent avec une fréquence inouie, ne lui laissant, la plupart du temps, que quelques jours de répit, lui occasionnent des craintes sérieuses.

Il a toujours mené une vie très active ; il n'a pas été plus débauché, plus luxurieux, plus adonné aux plaisirs de la table ou à la boisson que la plupart des hommes qui passent pour sobres. Il ne déteste pas la bonne chère, mais il ne la recherche pas et n'en fait pas sa vie de tous les jours ; il ne peut me donner aucuns renseignements sur les antécédents de son père, de sa mère ou de ses aïeux, et il ignore s'ils furent goutteux. Quant à lui, il a commencé de souffrir de douleurs, qui furent considérées comme rhumatismales, dès l'âge de quarante ans. Depuis, il a toujours souffert. Les accès, d'abord très éloignés les uns des autres, se sont insensiblement rapprochés ; aujourd'hui on peut dire qu'ils sont continus, le temps qu'il passe à souffrir étant bien plus considérable que celui qui s'écoule dans l'intervalle des accès.

Il a entendu parler des eaux du Roucas-Blanc ; il a DOUZE JOURS devant lui ; il veut les employer à les essayer, sauf à venir plus tard faire un traitement suivi, s'il est content et soulagé.

DOUZE JOURS à consacrer au traitement d'une goutte qui ne compte pas moins de vingt années d'existence !!! N'importe, je consens à tenter l'épreuve, tant ma foi est grande.

Dès le premier jour je lui impose deux médications quotidiennes : le maillot et la douche générale avec l'eau minérale froide. Le maillot pendant une heure au moins, quelquefois deux ; la douche une minute ; ceinture mouillée ; deux verres d'eau à boire après chaque médication.

Tout le temps de son traitement je n'ai rien changé à cette méthode.

D'un jour à l'autre ses pieds se dégagent, et il marche mieux. Et quand, le 26 juin, il a quitté l'Etablissement, il marchait sans s'appuyer sur sa canne, et était tellement satisfait qu'il me pria de lui remettre par écrit une méthode de traitement à continuer chez lui, pour ne pas perdre le bien qu'il avait obtenu, jusqu'au jour où il pourrait venir reprendre sa cure au Roucas-Blanc.

Depuis, j'ai eu de ses nouvelles ; il m'a écrit plusieurs fois, toujours de plus en plus satisfait, de plus en plus heureux. Dans sa dernière lettre, en janvier 1876, il me disait qu'il n'avait plus eu d'accès, mais que la gravelle le tourmentait encore de temps à autre ; il n'a plus été obligé d'interrompre ses occupations.

J'écris ces lignes en avril 1876. Est-il

guéri? Certainement non. La gravelle, cette manifestation indiscutable de la goutte, dont il accuse l'apparition de temps en temps, le prouve ; mais ses souffrances ne l'empêchent plus de vaquer à ses affaires ; et du 20 juin au 10 avril, c'est-à-dire pendant dix mois environ, ce patient, qui n'avait pas quinze jours de répit dans ses douleurs, n'a plus gardé le lit un seul jour.

La gravelle se guérira-t-elle? L'avenir nous l'apprendra. Je lui conseille de continuer de boire l'eau du Roucas-Blanc avec persévérence, et voici pourquoi :

Un fait bizarre qui m'avait frappé dès les premiers jours, et qui fait l'étonnement de tous ceux qui fréquentent l'Etablissement, m'autorise à insister pour que les graveleux usent abondamment de cette eau en boisson.

La source, comme chacun sait, jaillit à un mètre environ au-dessus du niveau de la mer ; et comme les trois mille litres qu'elle débite par minute, ne sont pas absorbés par les besoins de l'Etablissement, le trop plein va se déverser dans la mer par un ruisseau de la largeur de soixante centimètres environ. Les crabes et certains crustacés de petite taille remontent quelquefois ce ruisseau et viennent jusque dans le bassin qui entoure la source. Quelle que soit la raison qui pousse ces animaux à faire cette excursion, il n'en est pas moins avéré, qu'au bout de quelques jours de séjour dans cette eau, leur carapace se ramollit et passe de l'état solide et dur qu'on leur connaît à un état mou et cartilagineux, semblable à du parchemin mouillé.

Quelle est la cause de cette transformation, ou plutôt de cette modification? L'analyse de l'eau et les agents qui entrent dans sa composition ne l'expliquent pas. Pourtant le fait existe, il a été constaté par des milliers de personnes. Cette eau aurait-elle la propriété de détruire les matières qui constituent la carapace de ces crustacés? Ou bien ces crustacés ne trouvent-ils plus dans cette eau les éléments qui leur sont nécessaires pour entretenir leur ossification extérieure dans la dureté qui leur est habituelle dans la mer?

Voilà la question, voilà le problème à résoudre.

Le temps et l'observation seuls, à défaut de l'analyse, me permettront cette solution. En attendant, dans la goutte comme dans la gravelle, je prescris l'eau du Roucas-Blanc en boisson, et je m'en trouve bien jusqu'à ce jour.

Que l'on ne soit pas arrêté dans la prescription de l'eau minérale du Roucas-Blanc en boisson par la crainte qu'elle ne produise des effets d'irritation gastro-intestinale. Je pourrais citer les exemples de diverses personnes qui en font un usage quotidien depuis plusieurs mois, sans en être incommodées le moins du monde, et j'ai en ce moment, en traitement une jeune fille de dix-neuf ans, affectée depuis sa naissance d'une adénite générale, qui, depuis le mois de juillet 1875, n'en absorbe pas moins de quatre grands verres par jour, et

qui n'a jamais ressenti la moindre colique
ni la moindre crampe d'estomac.

Je passe à une autre observation de
goutte.

OBSERVATION DEUXIÈME

M. X*** a trente-deux ans; il est grand,
fort et bien constitué. A l'âge de vingt ans
il eut à souffrir quelques accidents syphili-
tiques, une ulcération entre autres. Il
prétend s'être admirablement soigné et
avoir suivi un traitement aussi exact que
minutieux. Il est fils et petit-fils de goutteux. Depuis trois ans environ il a eu cinq
accès de goutte parfaitement caractérisés :
le dernier remonte au mois d'avril 1875;
il se présente à mon cabinet le 16 juin. Les
douleurs qu'il accuse en ce moment sont
errantes et affectent tantôt une articulation,
tantôt une autre; il a entendu parler des
eaux du Roucas-Blanc, et il ne serait pas
fâché de savoir si elles ne pourraient pas,
pour lui, remplacer les eaux de Vichy, où
il va régulièrement chaque année.

Je l'avertis qu'il n'y a aucune analogie

entre les eaux de Vichy et les eaux du
Roucas-Blanc ; mais, d'après ce qu'il me
raconte de ses souffrances et des causes premières auxquelles nous devons les ratta-
cher, je lui conseille de tenter l'essai de nos
eaux. Je n'eus pas de peine à le convaincre
et il commença le traitement le jour même.

Le 25 juin, toutes les douleurs ont disparu ; il ne souffre plus dans ses articulations des pieds et des orteils, mais il
accuse une souffrance aiguë sur le trajet
de l'épine dorsale, entre les deux omopla-
tes. Je lui conseille de boire trois verres
d'eau au lieu de deux, et je ne change rien
à son traitement qui consiste dans le maillot
et la douche.

Rien de saillant ne se présente jusqu'au
12 juillet ; le mieux a continué, les douleurs
non seulement se sont considérablement
amoindries, mais souvent sont restées plus
de 24 heures sans se faire sentir, et si ce
n'était que, à des intervalles assez distants
les uns des autres, il ressent quelques élan-
cements dans l'orteil gauche, il se croirait
guéri.

Le 13 juillet, il fut pris d'hématurie, et
l'émotion qu'il éprouva en voyant son vase
rempli de sang fut telle qu'il voulait absolument renoncer à son traitement, attribuant
nécessairement ce phénomène qui l'ef-

frayait à la boisson de ses trois verres d'eau. *Post hoc ergo propter hoc.* C'est le raisonnement du grand nombre, ce n'est pas une raison pour qu'il soit juste.

J'eus besoin de toute mon éloquence pour le décider à continuer.

Ce symptôme, heureusement, ne se renouvela pas ; mais, le 18 juillet, une douleur assez vive se manifesta dans la région des reins et, bien que je n'aie pu faire constater la présence d'aucun gravier dans les urines, je supposai que quelque calcul, ayant passé à travers les bassinets ou les uretères, avait pu occasionner l'hémorrhagie du 13 juillet ; la douleur actuelle était une conséquence.

Je portai la dose à quatre verres et soumis le malade à l'usage de la ceinture mouillée dans l'eau minérale.

La douleur ne tarda pas à disparaître et lorsque, le 14 août, le malade m'annonça son départ, il y avait douze jours qu'il n'avait plus ressenti aucune souffrance.

Je n'ai eu, depuis cette époque, aucune nouvelle de mon patient et ne sais, par conséquent, pas si les douleurs, qui avaient provoqué son traitement au Roucas-Blanc, sont revenues ; mais je ne crois pas trop m'avancer en supposant que, s'il avait recommencé de souffrir, il serait venu de nouveau chercher dans ces eaux le soulagement qu'une première épreuve lui avait procuré.

J'aurais encore de nouvelles observations d'affections goutteuses à citer, mais je ne veux pas multiplier des exemples qui rappellent des faits à peu près identiques. J'aurais pu raconter l'histoire d'un homme de 45 ans et celle d'une dame de 54 ans, chez lesquels, par le même traitement, j'ai obtenu la cessation de toute manifestation morbide après 68 jours chez le premier, et 55 jours chez la seconde ; mais je n'aurais rien appris de plus à mes lecteurs. Sauf la durée de l'enveloppement et la quantité d'eau prise en boisson, le traitement a été le même pour tous, et le résultat favorable ; aussi je n'hésite pas à admettre que le traitement rationnel de toute affection goutteuse est celui que j'indique. Si cette affreuse maladie, si cette terrible ennemie du genre humain n'est pas absolument détruite, anéantie par ce traitement que je conseillerais de répéter deux fois par an, il est hors de doute pour moi qu'elle est, par ce moyen, réduite à l'impuissance de nuire, et les douleurs qu'elle occasionne encore parfois, sont bien facilement supportées et n'empêchent pas les malades de vaquer à leurs occupations.

Je passe maintenant au rhumatisme chronique.

Ici les faits succèdent aux faits, et les cas sont tellement nombreux que leur seule nomenclature me prendrait un volume. Je citerai donc rapidement quelques faits seulement.

OBSERVATION TROISIÈME

Mme H*** a 44 ans ; elle est d'une nature bilieuse et sanguine en même temps. Il y a dix ans qu'elle souffre de douleurs rhumatismales, qu'elle a combattues par tous les moyens qui passent pour être les plus efficaces et les plus rationnels. Les résultats qu'elle a obtenus sont des soulagements momentanés; en résumé, elle souffre toujours.

Elle commence son traitement le 8 juillet 1875 et le termine le 29 août. Quand elle quitte l'Etablissement, elle se dit guérie. Je ne l'ai plus revue.

OBSERVATION QUATRIÈME

M. A*** a 27 ans ; sa constitution est bilieuse. Marin de profession, il a navigué dans le monde entier. Il y a cinq ans environ, le navire à bord duquel il était embarqué faisait une station dans les mers de l'Indo-Chine. A la suite de mauvais temps prolongés et de coups de mer qu'il dut essuyer à diverses reprises, il commença à souffrir de violentes douleurs rhumatismales non seulement dans quelques articulations, notamment celles des coudes et des genoux, mais dans toute la longueur des muscles des membres supérieurs et inférieurs. Quelquefois, mais rarement, ces douleurs ont envahi le tronc.

Aucun de tous les remèdes qu'il a employés pour se soulager n'ont atteint le but ; il souffre toujours.

Il commence le traitement le 3 juillet. Le 5 août, il est obligé de s'embarquer de nouveau ; son navire part, mais il est tellement mieux qu'il m'assure qu'il viendra reprendre son traitement aussitôt qu'il sera de retour à Marseille.

OBSERVATION CINQUIÈME

M. B**** est le camarade et l'ami de M. A***, qui fait le sujet de l'observation précédente. Ils sont embarqués à bord du même navire. Il a 26 ans seulement ; il paraît doué d'une vigoureuse constitution. Il a subi les mêmes mauvais temps que son ami, et il fut pris en même temps que lui de douleurs rhumatismales.

Il a fait avec son ami les mêmes traite· ments et, comme lui, il n'a rien obtenu. Ses souffrances même sont parfois tellement aiguës qu'il n'a pas hésité à se soumettre à des injections sous-cutanées avec l'acétate de morphine. Le seul résultat qu'il a obtenu de ces injections a été un violent mal de tête et des vomissements abondants après chaque opération. Ses douleurs, actuellement, sont localisées dans les deux genoux, ce qui lui donne une démarche assez grotesque.

Il commence le traitement le même jour et le termine de même pour les mêmes motifs. Depuis le 2 août, il n'a plus éprouvé aucune douleur, et ses urines ont commencé à déposer au fond du vase un sédiment rougeâtre et caractéristique.

OBSERVATION SIXIÈME

M. N*** a 45 ans ; sa constitution est lymphatique, sa peau est d'un blanc satiné

et ses cheveux blonds comme les épis murs.
A l'âge de 24 ans, il fut pris de violentes
douleurs lombaires qu'il attribua à toute
autre cause qu'à une cause rhumatismale.
Plus tard, une sciatique du côté droit vint
l'avertir que la diathèse rhumatismale pouvait bien avoir quelque influence sur ses
douleurs. Enfin, un rhumatisme articulaire
qui lui envahit tout le corps à l'âge de
27 ans, et le retint deux mois au lit, ne
laissèrent plus aucun doute dans son esprit
sur la nature de ses souffrances.

Depuis lors, il a toujours souffert ; il a
suivi tous les traitements qu'on lui a con-
seillés : il a absorbé assez de médicaments,
dit-il, pour monter une pharmacie s'il les
avait conservés, et il souffre toujours. C'est
un baromètre vivant ; chaque changement
atmosphérique se traduit chez lui par la
manifestation d'une douleur assez aiguë
parfois pour lui arracher des cris.

Quand il vient me consulter le 11 juillet
1875, il souffre essentiellement des lombes,
des deux nerfs sciatiques et de la plante des
pieds. Il commence le traitement ce jour
même.

Le 30 août, il se dit complètement guéri
et suspend le traitement. J'ai bien souvent
depuis rencontré M. N***, et il me paraît

jouir d'une santé parfaite ; il a rajeuni de dix ans.

OBSERVATION SEPTIÈME

Mlle M*** P*** a 42 ans ; il y a cinq ans, elle ressentit, pour la première. fois, des douleurs assez vives dans les articulations des genoux. Depuis, elle n'a plus cessé de souffrir, tantôt dans une articulation, tantôt dans une autre. Depuis un an, il y a perturbation dans ses fonctions mensuelles et ses pieds sont demeurés enflés. Depuis six mois, l'enflure a gagné les jambes et les articulations douloureuses.

Tout a été essayé pour enlever les douleurs, pour diminuer les enflures : les vésicatoires ont succédé aux frictions de toutes natures ; les diurétiques ont remplacé les sudorifiques ; les douleurs persistent ; les enflures augmentent.

Elle se présente à mon cabinet le 13 juillet 1875, et commence immédiatement son traitement.

Le 2 septembre, elle quitte l'Etablissement complètement guérie, dit-elle.

Je ne puis encore croire à ces guérisons définitives de maladies anciennes et rebelles jusqu'à ce jour à des médications qui paraissent plus énergiques que celle que je recommande. Il faut pourtant me rendre à l'évidence, et si je ne veux pas admettre que ces malades sont parfaitement et définitivement guéris, il faut bien que je croie à une amélioration qui illusionne le malade lui-même au point de lui faire admettre la guérison.

OBSERVATION HUITIÈME

Mme E*** n'a que 26 ans ; elle a été mariée jeune et n'a eu que deux enfants jusqu'à aujourd'hui, mais elle les a eu dans d'excellentes conditions. Ses grossesses avaient été aussi bonnes que ses accouchements ont été heureux. Elle a allaité ses deux enfants avec succès.

Il y a trois ans environ, elle avait sevré son dernier enfant depuis six mois ; elle commença à souffrir de douleurs rhumatismales dans la région lombaire et dans les membres inférieurs. Ces douleurs, d'abord insignifiantes, prirent bientôt un caractère de violences qui l'obligea à garder le lit. Malgré les remèdes qu'elle ne cessait d'employer, les douleurs se propagèrent dans les régions scapulaires et dans les bras, et ce ne fut qu'après un séjour de deux mois dans le lit, qu'elle put enfin se lever et recommencer à vivre de sa vie ordinaire ; mais les douleurs ne l'ont jamais plus abandonnée ; elles sont plus ou moins fortes, mais elle en souffre toujours.

Elle commence son traitement le 17 juillet 1875 ; elle le termine le 15 septembre. Depuis le 10, elle n'a plus senti la moindre douleur. Je voudrais bien la faire continuer sa cure jusqu'à la fin du mois, mais des affaires de famille la réclament et elle part, suivant elle, complètement guérie.

OBSERVATION NEUVIÈME

M. L*** a 29 ans ; il souffre depuis deux ans d'un rhumatisme goutteux qui le gêne beaucoup dans sa profession de voyageur de commerce. Aucun de tous les remèdes qu'il a employés ne lui a procuré de soulagement durable.

Il commence le traitement le 29 juillet et le termine le 17 septembre, il y a déjà plus de quinze jours qu'il prétend n'avoir plus rien et être guéri.

OBSERVATION DIXIEME

Monsieur S*** est un hercule de 40 ans, fils de goutteux et forgeron de son état. Voilà déjà cinq ans que des douleurs, par moments intolérables, lui prennent les bras et les articulations scapulo-humérales et le tourmentent surtout pendant la nuit. La journée, bien que souffrant, il la passe tant bien que mal, mais à peine se met-il au lit, qu'il sent ses membres rongés par des chiens enragés, c'est son expression.

Il a tout essayé pour se soulager. Frictions, bains de vapeur, Leroy et bien d'autres choses encore — tout en vain.

Il commence son traitement le 1 août 1875.

Le 5 septembre il dort toute sa nuit sans se réveiller. Ses journées sont excellentes depuis bien longtemps, dit-il ; à partir de ce jour il n'a plus souffert et lorsque le 20 septembre il cesse son traitement il se sent guéri.

OBSERVATION ONZIÈME

Madame Z*** est agée de 54 ans, elle est veuve depuis l'âge de 48 ans. Il y a sept ans environ qu'elle fut prise d'une violente douleur sur la face dorsale du pied droit. Depuis cette époque elle a toujours souffert. Il y a même des jours où la marche lui est impossible et où elle ne peut chausser ses souliers.

Elle a essayé bien des remèdes; toujours inutilement, dit-elle. Quand elle se présente à mon cabinet le 7 août 1875, elle boite très-fortement, et commence son traitement immédiatement.

Le 28 septembre elle quitte le Roucas-Blanc complètement guérie. Il y a déjà bien des jours que je la voyais marcher très-vite et très-bien.

OBSERVATION DOUZIÈME

Madame D*** a 53 ans. Elle a souffert à l'âge de trente ans une fracture de la rotule droite. Elle boite légèrement, mais il faut bien qu'elle affirme qu'elle est malade pour qu'on se doute qu'elle souffre, tant elle offre l'aspect de la plus luxuriante santé.

Il y a huit ans, à l'époque de la ménopause, elle commença à souffrir dans ses membres inférieurs d'une sensation de froid, qui fut plus tard suivie de douleurs aiguës et lancinantes. Depuis cette époque et à la suite de divers traitements la sensation de froid a disparu, mais les douleurs ont persisté.

Elle a tenté tous les moyens pour se débarrasser d'une affection qui la gêne beaucoup dans sa profession d'artiste dramatique.

Elle commence le traitement le 9 août 1875 et se déclare guérie le 4 octobre.

OBSERVATION TREIZIÈME

Monsieur G*** est âgé de 46 ans — son teint est jaune et bilieux, sa face est ridée, son aspect est dur. Il souffre depuis plus de 20 ans, et ces souffrances ont tellement aigri son caractère qu'il avoue lui-même qu'il n'est pas endurant et qu'il n'est pas facile à vivre. Au début, il ne souffrait que de douleurs relativement légères, occupant la région lombaire.

Plus tard il souffrit d'une sciatique à droite ; puis celle-là, étant guérie, il fut pris d'une sciatique à gauche. Ses urines ont toujours été sédimenteuses.

Son père et sa mère ont souffert des rhumatismes.

Il commence son traitement le 10 août et le termine le 15 octobre. Il prétend que depuis qu'ils se connaît il n'a jamais éprouvé le bien-être, la tranquillité et l'absence de toutes douleurs dont il jouit depuis une dizaine de jours. Il assure même en souriant que son caractère est devenu bon ; je le souhaite pour ceux qui doivent le supporter.

* *
*

J'en aurais à citer bien d'autres encore, mais à quoi bon? Le traitement n'a pas varié, sauf quelques légères modifications exigées par la constitution et la susceptibilité des malades, le résultat a toujours été le même: guérison d'après les malades; soulagement suffisant, d'après moi, pour que les malades, les médecins tiennent compte de cette méthode de traitement et de l'efficacité des eaux minérales du Roucas-Blanc.

Pendant toute la durée de la cure, la boisson de l'eau a été continuée avec persévérance et portée quelquefois à la dose de quatre et même cinq verres et toujours sans inconvénients.

Que devient l'argument de ceux qui prétendent que la prétendue eau minérale n'est que de l'eau de mer ? L'eau de mer a-t-elle jamais procuré de pareils résultats ? qu'ils essaient donc de boire pendant plusieurs mois, et chaque jour, quatre ou cinq verres d'eau de mer ? Il existe, de par le monde, des gens toujours disposés à nier les faits le plus authentiques, ils contesteraient la lumière du soleil, la chaleur du feu et toutes choses aussi évidentes ; pourquoi serions nous donc étonnés ? n'avons nous pas entendu des gens qui passent pour savants, nier l'existence de Dieu ? Je les plains et les excuse, mais j'en appelle de leur ignorance ou de leur mauvaise foi, à la conviction et à la foi inébranlables des malades qui se sont soignés au Roucas-Blanc, qui en ont expérimenté les eaux, qui en ont constaté l'efficacité, qui en ont été guéris et je terminerai cette opuscule par l'énonciation de quelques faits de sciatique, dans les quels le résultat obtenu a été le même que pour le rhumatisme chronique et la goutte.

OBSERVATION QUATORZIÈME

** *
* *

Monsieur P*** est âgé de 30 ans, il est maigre, sec et n'a jamais été malade — il exerce la profession de bouchonnier. Il y a cinq mois environ qu'il commença de souffrir d'une douleur aiguë et lancinante dans la fesse gauche. Cette douleur ne tarda pas à se prolonger jusques dans la creux poplité et finit par s'irradier jusqu'au talon.

Des frictions avec le baume tranquille d'abord, puis avec l'huile camphrée, puis le baume opodeldoch furent faites inutilement, — vint ensuite l'application de 15 sangsues bientôt suivie de vésicatoires, de lavements avec la thérébentine, etc.

Tout fut inutile ; et lorsque le 18 juillet 1875 il se présente, boîteux, à mon cabinet, la douleur qu'il éprouve n'a pas l'acuité des premiers jours, mais elle en a la persistance agaçante.

Je le soumets au traitement du maillot, suivi de la douche, et deux verres d'eau en boisson.

Le 30 juillet la boisson est portée à trois verres, et le 10 août à quatre. A partir de

ce jour la douche est remplacée par l'im-
mersion dans la piscine.

Le malade n'accuse encore aucun soulagement; pourtant il n'est pas découragé, la
douleur ne l'agace plus, et il éprouve un
certain bien-être qu'il ne s'explique pas,
mais qui l'engage à continuer.

Le 3 septembre il n'a ressenti aucune
douleur.

Le 4 et le 5 la douleur est revenue, mais
moins forte et moins lancinante qu'avant.

Le 6 elle disparaît de nouveau, pour re-
paraître le 11.

Le 12 plus de douleurs, et le 1er octobre
il quitte l'Etablissement sans avoir rien ressenti.

OBSERVATION QUINZIÈME

Mme A*** est âgée de quarante ans. Sa
constitution est bonne; en fait de maladies,
elle a souffert trois accouchements heureux,
précédés de grossesses normales. Son dernier enfant a quatre ans. Après l'avoir sevré à l'âge de quinze mois, elle ressentit un
malaise, plutôt qu'une douleur, dans le haut
de la cuisse gauche chaque fois qu'elle avait
fait une course un peu longue. Ce malaise

ne tarda pas à se propager et à occuper bientôt tout le membre inférieur, et la sensation qu'elle éprouvait était tellement indéfinissable qu'elle ne pouvait pas dire sur quel point ce membre était douloureux.

Cet état durait déjà depuis plusieurs mois, lorsqu'un jour, faisant un effort pour soulever un fardeau, dit-elle, elle ressentit une douleur très aiguë dans le haut de la cuisse, en dehors, et une autre au-dessus du genou.

Cette douleur fut toujours en augmentant et présenta bientôt tous les caractères d'une sciatique.

Les lavements térébenthinés et les vésicatoires saupoudrés de morphine furent aussitôt employés; la douleur diminua, mais ne disparut point. Des frictions de toute nature furent faites, et elle prit des pilules dont elle n'a pas su me dire la composition.

Tout fut inutile. La douleur diminuait ou augmentait d'intensité, mais elle ne disparaissait jamais, et quand elle vint au Roucas-Blanc, le 30 juillet, elle était assez forte pour l'empêcher de dormir et diminuer son appétit.

Je la soumis de suite au traitement du maillot et de la douche, et je lui prescrivis trois verres d'eau à boire.

Après une série d'alternatives de mieux

et de pire, elle quitte l'Etablissement le 12
septembre, débarrassée complètement de
toute douleur.

Je lui conseillai de continuer quelque
temps encore la boisson quotidienne de
deux verres d'eau de la source, afin de con-
solider sa guérison. C'est ce qu'elle a fait.

Je terminerai la nomenclature de ces observations par la plus rebelle de toutes les
sciatiques que j'aie rencontrée jusqu'à ce
jour; et bien qu'au moment où j'écris ces
lignes, avril 1876, la malade ne soit pas
encore guérie, le fait est assez intéressant et
les résultats obtenus assez importants pour
que je n'hésite pas à les signaler.

OBSERVATION SEIZIÈME

Mme A*** est âgée de quarante-trois ans
et d'une nature plutôt bilieuse que sanguine; sa santé générale est excellente, et
toutes ses fonctions s'exécutent normale-
ment. Sa taille est moyenne, et, sans être
grosse et forte, elle se porte bien. Mariée
fort jeune, elle a eu deux enfants : son aîné
a vingt ans, son second dix : l'un et l'autre
sont petits de taille, maigres, mais d'une

constitution saine. Elle n'a jamais fait de maladie sérieuse, et a toujours mené une vie très active; elle n'a commis d'abus d'aucune sorte.

Il y a sept ans environ, elle commença à souffrir d'une douleur sciatique du côté gauche. Cette douleur la tourmenta bientôt tellement qu'elle fit appeler son médecin. Depuis cette époque elle n'a plus cessé de faire des remèdes pour combattre cette redoutable douleur.

Tout a été inutile; la jambe s'amaigrit graduellement; puis la cuisse; puis les muscles se rétractèrent. Envoyée aux eaux de Lamalou à diverses reprises, elle n'en obtint aucun soulagement. Des eaux de Digne, elle en revint légèrement améliorée, mais le mieux ne se soutint pas. Elle voulut, en dernière analyse, essayer les eaux du Roucas-Blanc, malgré des avis contraires.

Elle se présenta à mon cabinet le 29 juillet 1875.

Sa claudication est telle, qu'en l'apercevant je crus avoir affaire à une coxalgie. Elle marche péniblement, s'appuyant fortement sur un bâton, et chaque pas qu'elle fait semble une menace de chûte.

Le membre inférieur gauche présente un raccourcissement de huit centimètres environ, qui paraît moins considérable quand elle est droite, à cause du talon élevé qui orne sa chaussure de ce côté-là. L émaciation de la jambe et de la cuisse est considérable. Une douleur très vive et très aiguë, lancinante, trouble le sommeil, diminue l'appétit, ralentit les digestions et occupe plusieurs points du membre, notamment la fesse et le dessus du genou.

Je la soumets au traitement de l'eau minérale *intus et extra*, avec d'autant plus de confiance que j'ai connu peu de malades aussi décidés que Mme A*** à en finir avec la maladie.

Le 23 août la douleur est bien diminuée; la malade allonge mieux sa jambe qui, si elle n'a rien gagné en longueur, a considérablement gagné en épaisseur. Je la mesure, en regrettant de n'avoir pas eu cette pensée le premier jour que je l'ai vue.

Le mollet gauche a 35 centimètres de circonférence;

Le mollet droit, 41.

La cuisse gauche, au-dessus de la rotule, 42 centimètres;

La cuisse droite, au-dessus de la rotule, 48 centimètres.

Le milieu de la cuisse gauche, 51 centimètres;

Le milieu de la cuisse droite, 59 centimètres.

La cuisse gauche, au pli de l'aine, 61 centimètres ;

La cuisse droite, au pli de l'aine, 66 centimètres.

Le 20 octobre l'amélioration est plus accentuée encore, les deux membres sont égaux en longueur et en grosseur ; ils ne présentent plus aucune différence entre eux. Pourtant la douleur persiste encore, plus légère, il est vrai, et sans fixité. Elle occupe tantôt le sommet de la cuisse en dehors, tantôt elle parcourt le trajet du muscle couturier, tantôt elle s'arrête et se fixe au-dessus du genou.

Mais les temps deviennent variables, les pluies gênent et ennuient la malade, qui boîte toujours, bien qu'elle marche mieux. Elle a supprimé son haut talon, elle oublie parfois de s'appuyer sur son *en-tout-cas* ; elle va à pied jusqu'à sa campagne, distante de quatre kilomètres environ. Elle reste sur pied toute la journée, et la nuit elle dort, ses jambes également allongées.

Je lui fais suspendre le traitement ; elle vient de temps en temps à l'Etablissement prendre une douche et boire quelques verres d'eau, plutôt pour ne pas perdre ce qu'elle a acquis que pour conquérir du nouveau mieux.

C'est ainsi que se passe l'hiver

Vers le milieu de mars 1876, les deux membres sont toujours égaux en longueur et en grosseur ; la santé générale est parfaite ; mais une douleur qui, sans être violente, est pourtant fort désagréable, continue à parcourir d'une manière essentiellement fantaisiste le membre malade. Il se passe quelquefois des journées entières sans qu'elle se fasse sentir ; puis elle revient mordante, lancinante, pinçant tantôt la cuisse, tantôt le genou, tantôt le pli de l'aine. La jambe conserve encore une certaine raideur, et l'articulation coxo-fémorale n'est pas absolument libre dans tous ses mouvements.

Au printemps, nous allons recommencer un traitement régulier et suivi. Obtiendrons-nous une guérison radicale, ou n'aurons-nous qu'une guérison relative, mais suffisante pour nous réjouir de ne pas avoir renoncé à combattre un ennemi aussi acharné ?

Voilà la question.

Je m'arrête, j'ai fini mon œuvre; si incomplète qu'elle soit, elle aura, je l'espère, prouvé :

1. QUE LE TRAITEMENT DE LA GOUTTE, DU RHUMATISME CHRONIQUE ET DE LA SCIATIQUE PAR L'EAU MINÉRALE DU ROUCAS-BLANC EST UN TRAITEMENT RATIONNEL, QUI N'EST COMBATTU PAR AUCUNE DOCTRINE, S'ADAPTE A TOUTES LES NATURES, A TOUS LES AGES, A TOUTES LES CONSTITUTIONS ;

2. QUE SI CE MÉDICAMENT NE GUÉRIT PAS D'UNE MANIÈRE ABSOLUE, ET TOUJOURS, ET DANS SOUS LES CAS; TOUJOURS ET DANS TOUS LES CAS IL SOULAGE, MODIFIE LE MAL, CONSOLE LE MALADE, LE TONIFIE ET LE RECONSTITUE.

Je ne cherchais pas à prouver autre chose.

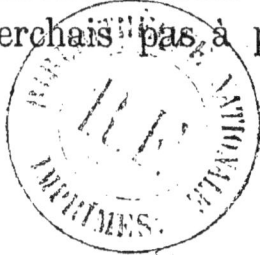

www.ingramcontent.com/pod-product-compliance
Lightning Source LLC
Chambersburg PA
CBHW070821210326
41520CB00011B/2050